DES

MALADIES RÉGNANTES

ET DE LA MORTALITÉ

DANS L'ARRONDISSEMENT DE SENLIS

Pendant l'Année 1889.

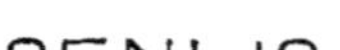

RAPPORT ADRESSÉ AU CONSEIL D'HYGIÈNE

PAR

le Docteur H. Pauthier.

SENLIS

IMPRIMERIE ET LITHOGRAPHIE ERNEST PAYEN

9-11, place de l'Hôtel-de-Ville, 9-11

—

1890

Statistique des Décès

DANS L'ARRONDISSEMENT DE SENLIS

Pour l'Année 1889 (1).

Rapport adressé au Conseil d'hygiène

PAR LE DOCTEUR H. PAUTHIER

En présentant cette année la statistique des décès dans l'arrondissement de Senlis, je pensais, pour la rendre plus compréhensible, l'accompagner d'un rapport, sinon irréprochable, du moins assez riche en documents pour en faire une œuvre presque complète. Malheureusement, j'ai, en 1890, éprouvé les mêmes déboires qu'en 1889. C'est en vain que j'ai frappé à toutes les portes, aucune ne s'est ouverte devant moi. Je dois toutefois reconnaître que l'Administration, avec une bienveillance toute spéciale, a, pour faciliter mon travail, sollicité des rapports de la part des médecins cantonaux des épidémies, mais à ce jour on n'a pas encore répondu à son appel. De mon côté, j'ai demandé des renseignements auprès des confrères, mais je n'ai recueilli que ceux que je suis allé moi-même leur arracher sur place. C'est avec ce maigre bagage et avec mes observations personnelles que je me suis vu forcé de donner un aperçu de l'état

---

(1) Voir Tableau page 19.

sanitaire de notre arrondissement pour l'année 1889. Ma tâche est donc bien ingrate, aussi espéré-je qu'il m'en sera tenu compte et qu'on m'accordera la plus large indulgence.

*
* *

Suivant l'ordre que nous avons adopté depuis plusieurs années dans notre travail annuel, c'est la *fièvre typhoïde* qui, la première de toutes les maladies épidémiques et contagieuses, s'offre à notre observation. En 1888, nous avions constaté 26 décès ; en 1889, nous n'en avons que 24 ; c'est donc 2 en moins. Si minime que soit le résultat, il est bon de le noter. Examinons maintenant comment cette affection s'est répartie, et voyons quelles sont les communes éprouvées.

Dans le canton de Senlis, qui, avec le nombre 7, a la majorité dans ce funèbre contingent, nous trouvons d'abord Chamant, avec 1 seul décès sur des cas assez nombreux. Quelques mots sur cette petite épidémie, à laquelle nous devons une innovation administrative et hygiénique sur laquelle nous appelons l'attention.

Dès le début du mal, le maire de la commune, M. le Dr Troncin, n'avait pas tardé à remarquer que ceux de ses administrés qui se trouvaient atteints étaient précisément ceux qui s'alimentaient d'eau à une source située en contrebas des habitations. Celles-ci, comme toutes celles de nos campagnes, n'ont pas des lieux d'aisance à l'abri de tout reproche : c'est, sur ce point, la vie en plein air. Au fond d'un jardin, on construit avec quatre planches, une guérite, on creuse en dessous un trou plus ou moins profond, et le water-closet est constitué. On comprend très bien qu'avec un pareil système, les matières fécales, entraînées par les pluies, filtrent à travers les diverses couches d'un sol très perméable pour arriver jusqu'à la nappe d'eau souterraine. Pour remédier à un tel état de choses, l'honorable magistrat, appuyé dans sa judicieuse initiative par le Conseil d'hygiène, prit un arrêté en vertu duquel chaque propriétaire dut avoir, pour ses cabinets, une fosse étanche. Nous espérons qu'une mesure semblable, doit, si elle a rencontré au début quelque difficulté de la part de certaines gens, s'être vite généralisée grâce à l'autorité patriarchale et persuasive du premier magistrat de la commune, et qu'elle portera ses fruits dans l'avenir. Dans ce petit village modèle, si j'ose dire le mot, si rien n'est négligé pour l'hygiène publique, rien non plus ne l'est pour faciliter, par le travail, le bien-être des habitants. La munificence de quelques-uns sait rendre moins âpre la misère du plus grand nombre en s'étendant généreusement à lui. Avec l'aisance et la propreté, la maladie disparaît.

Après Chamant, nous notons, toujours dans le même canton, à Saint-Léonard, 1 décès (1), à Senlis, 4. Pour l'une et l'autre de ces communes, nous ne possédons aucun renseignement précis. A Senlis, nous ne trouvons que des cas isolés de fièvre typhoïde, cas importés du dehors (2) et ne pouvant être imputés au

---

(1) Actuellement, non loin de Saint-Léonard, à Avilly, centre de la commune, sévit une épidémie de fièvre typhoïde qui a déjà fait 4 victimes. Autant que des renseignements particuliers me permettent de l'affirmer, des puits auraient été souillés par les eaux provenant de différents lavoirs, et tous les ménages se servant desdits puits auraient compté des sujets contaminés. — L'année prochaine, si nous pouvons recueillir des documents, nous rendrons compte de cette épidémie beaucoup plus en détail ; il nous suffit aujourd'hui de la signaler.

(2) Sur 4 décès constatés à Senlis, 2 frappent des personnes venues de Chamant, commune dont j'ai déjà parlé. — Si, à ce moment, je ne me suis pas arrêté sur ces divers cas, c'est que je les ai constatés dans un hameau commun à Chamant et à Senlis : au Poteau. Je me suis trouvé du reste bien placé pour examiner les faits, ayant été appelé auprès des malades en question après

mépris de l'hygiène publique par les habitants ou l'autorité communale ; c'est, du moins, notre modeste appré-
ciation.

Tout près de nous, à Barberie, la maladie fait aussi des
ravages pendant le dernier trimestre de l'année qui nous
occupe, nous y relevons 2 décès. Vu la population,
qui est plus d'un dixième de celle de Senlis, le chiffre est
à retenir. Nous pensons donc qu'il est bon de nous
arrêter un instant sur ce point. — Médecin d'une usine
sise dans ce pays, où par suite de mes fonctions je vais
presque chaque jour, j'ai pu y suivre les différentes
phases de la fièvre typhoïde.

En 1888, j'avais constaté déjà dans la partie sud du
pays, un cas dans une ruelle, infestée par un puisard. —
En 1889, c'est à cinquante mètres environ un peu à l'ouest
du premier endroit, à la suite du curage d'un puits situé
dans la cour d'une petite ferme, que je donne mes soins à
la première victime. Dès ce moment le foyer d'infection
ne s'est que peu déplacé, et le deuxième cas, mortel aussi,
a atteint une femme déjà âgée, habitant non loin de là.
Près de la demeure de cette dernière, se trouve une mare

---

le décès de la première victime. Je dis première, car toute la
famille a été atteinte : 2 adolescents et la mère sont morts ; les
autres membres de la famille, au nombre de 3, y compris le père,
ont guéri. Mais ce dernier, quelques mois après, poussé par le
désespoir et peut-être bien par un reste de perversion cérébrale,
s'est pendu dans son écurie. La maladie avait pris naissance
dans une maison de culture d'une malpropreté extraordinaire. On
n'y trouvait ni plancher dans les chambres, ni ciment sur les
murs, ni pavage dans les écuries et les cours, et aucun canal ne
conduisait le purin ou les eaux ménagères au dehors. Tout était
absorbé sur place par le sol, déjections des animaux et des gens.
— J'ajoute que l'eau du puits, situé à fleur de terre, était tellement souillée, qu'un voisin avait depuis longtemps remarqué que
non-seulement elle était impropre à la cuisson, mais encore
corrompue au point de rendre la viande qui y séjournait rou-
geâtre et nauséabonde.

que l'on creuse, un puits communal que l'on répare ;
aussitôt surviennent d'autres cas, heureusement terminés
par la guérison. 3 malades seulement, et ils ont été en
contact avec les premiers et ont habité sous le même toit,
reçoivent mes soins dans la partie nord et sud-est du
village, 2 sont de la même famille, 1 fait partie du personnel
ouvrier de la raffinerie de sucre et habite une cour où au
début de la maladie régnait une hygiène déplorable.
Grâce à mes recommandations ladite cour, ainsi que le
puisard, furent désinfectés au moyen de sulfate de fer et
de chlore, par les soins de l'administration sucrière, et
de son côté le maire prit un arrêté pour interdire les
lavoirs publics aux familles des quelques personnes
contaminées. L'épidémie prit fin bientôt, et j'ai la con-
viction que les mesures sanitaires précédemment indi-
quées amenèrent cet heureux résultat. — Je voudrais
parler plus longuement de cette commune industrielle et
agricole si intéressante au point de vue hygiénique, mais
je craindrais de sortir des limites de ce travail annuel,
aussi renvoie-je le lecteur à la note jointe à cette page (1).

---

(1) Barberie au point de vue de l'hygiène et de l'épidémiologie :

Barberie est un village du canton de Senlis, situé à 7 kilomètres
de cette dernière ville et bâti au milieu d'une plaine grande et
fertile, dans une situation hygiénique qui serait irréprochable si
la civilisation avec ses besoins n'y avait planté sa tente.

La population, qui s'élève à 700 habitants environ, peut se
diviser en trois portions : la première, composée de bourgeois, de
petits négociants, de fermiers ; la seconde, de travailleurs de la terre ;
la troisième, d'ouvriers de l'industrie sucrière. Ce sont ces deux
dernières portions qui nous occuperont surtout, car ce sont elles
qui font la richesse de la contrée, la première en cultivant le sol,
la seconde en en exploitant le produit principal, la betterave,
pour le convertir en sucre. La manipulation est faite dans la
magnifique usine de MM. Lallouette qui, avec leurs succursales
de Beaurain, Baron et Montagny, contribuent si puissamment à la
prospérité industrielle et agricole de la région. Mais passons,
notre but n'est pas là, nous n'avons à nous occuper que d'hygiène,

Avant de terminer ce qui a trait à la fièvre typhoïde dans notre arrondissement, je citerai encore le canton de Crépy-en-Valois, avec 4 décès dans les deux derniers trimestres, 1 à Fresnoy-la-Rivière, 2 au chef-lieu et 1 à Bonneuil. Il me revient à ce propos une observation

---

exam'nons donc la situation de la classe la plus souvent frappée par la maladie, la classe ouvrière.

En ce qui concerne les laboureurs, nous retrouvons ici la même position que dans les autres points de notre région. Les heu es de travail sont sensiblement égales partout, la nourriture est la même, l'habitation dans certains villages si mal tenue, semble légèrement améliorée, mais en ce qui concerne les ouvriers indigènes seulement. Quant aux autres, et c'est la majeure partie, soit dans les fermes, soit à l'usine, toujours les mêmes errements, et à très peu de chose près, pour parler franchement, la même malpropreté

Ceci ne tient pas uniquement à la population belge qui domine partout, et à sa façon de vivre, mais au milieu. Toutefois, pour nous faire bien comprenJre et ne pas éveiller des susceptibilités trop faciles, précisons

L'ouvrier flamand, ou wallon, est laborieux, frugal dans le sens de la qualité de l'alimentation, il se présente, demande du travail, en obtient; âpre au gain, peu lui importe le gite, la fatigue aidant, il dort partout, aussi est-ce un locataire commode. Naturellement on en profite, aussi n'est il pas rare de voir à l'époque la plus chaude de l'année, au moment des moissons, 25 à 30 laboureurs faire leur sommaire cuisine et dormir dans une bergerie abandonnée souvent pour insuffisance de place pour autant de moutons. Voilà le logement, quelle est la nourriture ? De la soupe excellente si elle est faite à la ferme ; froide et mauvaise si elle a cuit dans le logis commun. Comme boisson, de l'eau chaude, souvent peu potable ; de l'alcool de qualité déplorable, et, comme pitance des légumes, de la viande de porc, du lard cru principalement. Telle est l'alimentation de l'ouvrier des champs faisant une saison, pour réparer des fatigues que nos compatriotes trop amoureux de leur bien-être n'osent affronter. Eux, ils ont une famille, quelquefois une maison à eux, leur part de malheur social est moindre.

Voilà pour le laboureur. Quelle est la situation hygiénique du mercenaire de l'industrie ? Celui ci, quand il a pris racine dans la fabrique, quand il a son travail assuré pour plusieurs années, est logé habituellement dans une cité ouvrière possédant des chambres propres, à plafonds élevés, à éclairage et aérage suffisants, mais que ne tarde pas à rendre malsaines l'agglomération.

fort intéressante qui m'a été verbalement narrée par le Dr Chopinet. Une épidémie sévissait dans l'un des villages de sa clientèle. Une seule portion du pays était infestée, celle qui s'alimentait à un certain puits. L'honorable praticien, après s'être rendu compte bien vite de la

---

Petit à petit la famille s'installe, prospère en nombre, et bientôt l'air, vicié par les exhalations cutanées et pulmonaires, et davantage par un mode de chauffage dont les Belges ont une spécialité d'exagération, devient méphitique et nuisible à la santé. Qu'on ajoute à cela une nourriture à base de café à l'eau, au lait, des fatigues diurnes et nocturnes, et on aura un tableau à peu près ressemblant de la situation hygiénique.

Dans de telles conditions les microbes de toutes sortes ont beau jeu, aussi, si le cadre de ce modeste travail nous le permettait, nous pourrions longuement retracer les épidémies qui ont surgi et que la vigilance des administrateurs communaux et industriels a su, sinon conjurer, du moins efficacement atténuer dans la commune de Barberie. Dans le cours du rapport présenté au Conseil d'hygiène, j'ai insisté au sujet de la fièvre typhoïde sur les mesures de prophylaxie prises par le maire, M. Combaz ; je tiens aussi à lui rendre hommage pour sa sollicitude pour ses administrés lors de l'apparition de la petite vérole dans notre arrondissement en 1889. C'est par son ordre que des vaccinations nombreuses ont été faites et que grâce à cette sage précaution le fléau n'a pas frappé cette intéressante localité Nous avons trouvé ce magistrat municipal aussi soucieux de la santé de ses administrés, lorsque la rougeole ou la coqueluche ont fait leur apparition dans les écoles communales, et nous avons approuvé les mesures bienfaisantes qu'il a prises Mais si la commune de Barberie compte à la tête de son administration municipale des hommes qui veillent aux intérêts de son hygiène. elle en a d'autres qui sont leurs dignes émules : je veux parler des Directeurs de la Sucrerie. Au risque de blesser la modestie bien connue de MM Lallouette, je crois de mon devoir comme membre du Conseil d'hygiène de signaler leur conduite généreuse lorsque la santé publique est en danger. — On parle de la petite vérole dans nos contrées, immédiatement ordre est donné au médecin de l'usine de vacciner et revacciner indistinctement tous ceux qui de près ou de loin font partie de leur personnel. — Puis, plus tard, vient le mois de décembre avec son temps pluvieux, froid, malsain et cette sournoise et malfaisante *influenza*. Naturellement, si un pays devait être éprouvé davantage, c'était bien celui où la résistance était faible, celui où la déesse Hygie était moins en honneur, aussi, vit-on bientôt la maladie frapper indistincte-

situation, fit interdire ce dernier aux habitants, qui s'approvisionnèrent d'eau à l'autre fontaine, située en haut du pays, et au bout de peu de jours on ne constata plus de nouveaux cas de fièvre typhoïde.

---

ment à toutes les portes et s'installer en maîtresse à tous les chevets.

A la Raffinerie, les ouvriers quittaient leur travail chaque jour par dizaine, et pourtant l'œil du maître veillait. Rien n'était négligé pour le bien de tous. Des braseros avait été installés dans les portions des bâtiments les plus exposées aux intempéries de la saison, des boissons chaudes étaient distribuées plusieurs fois par jour aux ouvriers et ouvrières, mais le mal sévissait toujours, et, comme pour marquer plus impitoyablement son passage, il frappait mortellement de son dernier coup l'un des patrons, qui pendant des jours et des nuits, payant de sa personne, avait tenté de sauvegarder la santé de ses collaborateurs.

Cette épidémie passée, il y eut un moment d'accalmie, mais dans une population vivant dans les conditions générales que nous avons signalées, il ne fut pas de longue durée. Au moment où j'écris ces lignes (mai 1890) les *oreillons* ont fait leur apparition. Il y a quinze jours environ j'avais constaté quelques cas chez des ouvriers. Malgré un isolement immédiat des sujets contaminés et une désinfection des locaux faite par les soins des administrateurs de l'usine pendant deux jours d'interruption dans le travail, des cas nombreux ont été soumis à mon observation, et malheureusement la plupart sont accompagnés de la complication habituelle *l'orchite*. Cette affection douloureuse, qui rend tout travail physique impossible, semble se généraliser et doit par suite du nombre des ouvriers atteints, apporter une légère entrave aux travaux journaliers de l'usine.

Pour donner plus de suite à cette notice annexée à mon rapport de 1889, j'ai cru bon de parler de l'influenza et de l'épidémie actuelle d'oreillons. Sur ce dernier point, je crois aussi qu'il était utile de m'arrêter, pour prouver une fois de plus qu'un mal qui, vulgairement, paraît bénin, peut, avec ses complications inconnues ou étranges pour le public, devenir un empêchement sérieux au fonctionnement régulier d'une industrie, d'une administration ou d'une école.

J'en ai fini avec cette digression déjà longue sur l'hygiène de cette petite commune de Barberie ; il ne me reste plus qu'à rassurer les laborieux citoyens qui l'habitent en leur disant que si par suite de leur condition sociale, leur hygiène est nécessairement déplorable, ils ont de bons administrateurs et de bons patrons qui unissent leurs efforts pour sauvegarder leur bien-être en veillant sur leur santé.   Dr H. P.

Je serais heureux de citer encore bien des cas, qui certainement existent, où l'hygiène publique a triomphé d'un mal quelquefois invincible, et amener ainsi la persuasion dans l'esprit des masses ; mais, je le répète encore, lorsque j'ai appelé à mon aide quelques-uns de mes amis, et ils sont rares en médecine, ma voix n'a pas trouvé d'écho. Je le regrette pour la science et l'humanité.

*
* *

L'an dernier, à l'époque où j'écrivais mon rapport, sévissait dans notre arrondissement une épidémie de *variole* qui, malheureusement, y laissait de funèbres traces de son passage, aussi avais-je cru bon de m'étendre assez longuement sur ce sujet. Ayant donc empiété sur l'année actuelle, il ne me reste qu'à constater les résultats et à les comparer pour 1888 et 1889. Nous trouvons une différence de 4 décès en moins, et ceux-ci sont tous à mettre à l'actif du canton de Creil (Creil et Montataire 39), sauf 1 pour le canton de Crépy. Ce fort contingent, qui atteint plus particulièrement le canton le plus populeux de notre arrondissement, résulte certainement de la mauvaise hygiène des maisons d'ouvriers et peut-être aussi de la difficulté qu'il y a de faire pénétrer dans l'esprit de ces derniers la nécessité des vaccinations et des revaccinations. Pourtant, celles-ci n'ont pas été négligées, et nous n'avons qu'un regret, celui de n'en pouvoir citer le nombre et enregistrer les succès. Dans les autres cantons, le nôtre par exemple, nous n'avons pour 1889, aucune mort à enregistrer. Ici comme ailleurs, où les inoculations préventives ont été faites avec autant d'abondance que de dévouement, il serait curieux de citer des chiffres, malheureusement la chose est fort difficile. On se heurte toujours dans la recherche des renseignements à la même indifférence, aussi me vois-je forcé de produire encore mon œuvre personnelle.

Il me serait difficile de dire au juste combien j'ai pratiqué de revaccinations dans la clientèle payante, et surtout d'en donner les résultats, car la plupart du temps le malade ne vient qu'une seule fois vous voir, et succès ou insuccès, l'opération faite, son esprit est tranquille, et il n'a nul souci de votre statistique. Dans les associations soumises à une discipline, il n'en est pas de même, aussi ai-je pu contrôler un certain nombre de mes inoculations, et je résume mes observations dans le tableau suivant :

LIEU ET DATE DES REVACCINATIONS pratiquées avec de la pulpe vaccinale.	NOMBRE	RÉSULTATS avec SUCCÈS
Ecole mixte de la commune d'Ognon. — Revaccinations du 16 mai 1889; enfants de 9 à 12 ans 1/2..............................	15	9
Usine de Barberie — Ouvriers de 16 à 57 ans Revaccinations du 4 mars 1889 (9 sujets non encore vaccinés).............	145	106
Cours d'adultes femmes de l'Association philotechnique à Senlis — Revaccinations du 15 mars 1889; de 14 à 38 ans............	13	9
Bureau de bienfaisance de Senlis. — Revaccinations du 1er mars 1889; 1 seul enfant de 8 mois non vacciné et vacciné avec succès ; les 69 autres presque tous adultes	70	40
Société de secours mutuels l'Avenir, à Senlis. — Revaccinations du 23 février et divers des 2, 4, 8, 9 et 11 mars 1889; adultes et enfants.................................	37	20
Ecole communale des garçons de la rue Saint-Péravi, à Senlis. — De 8 à 13 ans. (Février 1889)	83	60
Ecole communale des filles de la rue de Beauvais, à Senlis. — Enfants de 10 à 13 ans, plus 8 institut ices adultes. (Février 1889)..	69	47
Ecole communale des filles de la rue de Meaux, à Senlis. (Février 1889)............	47	33
Total.............	479	324

Soit une moyenne de 67 pour cent environ.

Tel est le résultat que j'ai obtenu, mais je dois confesser qu'il m'a fort surpris et que si je n'avais à plusieurs reprises refait mon pointage, je croirais avoir commis des erreurs. Je dois avouer toutefois que dans ce nombre, il se trouvait une dizaine de personnes n'ayant jamais subi d'inoculations, et que chez quinze autres, si la pustule vaccinale s'est développée, elle l'a fait d'une façon irrégulière et anormale. C'est sur ce dernier point que je tiens à attirer l'attention, en faisant part de mes observations.

En contrôlant les résultats de mes opérations je constatai :

1° Sur 3 filles, des pustules vaccinales recouvertes de croûtes impétigineuses, ou si les croûtes étaient tombées, des plaies d'aspect sanieux et de mauvaise nature ;

2' Sur 3 autres filles, dont 2 de la même famille, des accidents semblables.

Ceux-ci étaient-ils dus au virus *cow-pox*? je ne le crois pas, car les 3 premières filles dont j'ai parlé, furent inoculées avec la même pulpe provenant de la même génisse que 69 autres enfants sur lesquels 44 eurent de belles pustules vaccinales. Quant aux 3 dernières, elles se trouvaient dans des conditions analogues; elles avaient reçu la même pulpe que 47 autres élèves dont 30 offrirent des pustules classiques.

Le liquide inoculé ne pouvant être incriminé, je portai toute mon attention sur les sujets, et un examen assez rapide et d'autant plus facile que j'étais le médecin traitant des enfants, m'apprit que tous étaient strumeux, avec une constitution débile, et offraient sur diverses parties du corps des marques de prurigo, et surtout d'impétigo contagiosa. Mon vaccin s'était développé dans un organisme vicié, et sa nature s'était trouvée modifiée, ou plutôt encore, ma lancette en inoculant la vaccine avait ouvert la porte aux germes de l'impétigo. — J'attire sur ces complications l'attention des vaccinateurs.

A l'usine de Barberie, en vérifiant le résultat de mes revaccinations, je ne fus pas peu surpris non plus de constater chez 8 ouvriers, dont la peau était en contact permanent avec les jus sucrés, un gonflement énorme des bras et une rougeur phlegmoneuse tellement douloureuse que je dus exempter ces hommes de tout travail. Je constatai aussi que les petites plaies consécutives à la chute prématurée de la croûte vaccinale, prenaient un vilain aspect et tendaient à suppurer, quelques-unes même donnèrent de la sanie pendant plus d'un mois, et ce ne fut que grâce à des pansements antiseptiques que cessa cet état de choses. La pulpe employée avait été la même pour tout le personnel, les accidents survenus me semblent donc devoir être attribués à la malpropreté, et surtout à l'action du sucre. J'ai remarqué en effet depuis quelques années, que toutes les plaies, les brûlures surtout, avaient une tendance à suppurer lorsque les hommes qui en étaient atteints continuaient à vivre dans leur atmosphère glucosée. C'est ainsi que je donne actuellement mes soins à un jeune homme qui, il y a dix-huit mois, a eu la jambe brûlée sur une superficie de dix à quinze centimètres carrés, et sa plaie à fond ulcéreux et blafard n'a bourgeonné et n'a diminué que depuis un mois que je l'ai mis au repos et qu'il est pansé régulièrement dans sa famille. Ce fait, ainsi que d'autres que j'observe journellement à l'usine, comme la facilité extraordinaire qu'ont les turbineurs d'avoir des furoncles et de petits phlegmons à la moindre égratignure, expliquerait assez comment les pustules vaccinales ont pu subir des modifications. Je n'insiste pas plus longuement ici sur ces faits, ayant l'intention de m'en occuper d'une façon plus complète dans un travail prochain sur l'hygiène professionnelle des ouvriers raffineurs.

*
* *

Je crois en avoir assez dit sur la variole dans l'arrondissement, je poursuis l'examen du tableau statistique des décès, et je m'arrête à la *rougeole.* Pour cette maladie, ce sont aussi les centres à population agglomérée qui ont eu à souffrir. Le canton de Creil compte à lui seul 42 décès, et celui de Senlis seulement 7, les 4 autres, sur les 53, étant répartis ailleurs. En comparant les chiffres de 1888 et 1889, nous constatons une augmentation de 41 décès, que je me vois forcé d'enregistrer purement et simplement, n'ayant pu, malgré mes recherches, obtenir à Creil aucun renseignement.

*
* *

En ce qui concerne la *coqueluche,* la statistique donne raison à l'opinion populaire, qui la considère comme bénigne, puisque nous avons, en 1888, 8 décès, en 1889, 8 ; mais c'est une maladie à longue haleine et, précisément pour cela, fort ennuyeuse. On pourrait certainement en éviter la propagation en appliquant strictement les règlements en vigueur sur le service hygiénique des écoles. De celles-ci partent presque toujours les épidémies ; mais ici, on se heurte à la bienveillance des maîtres et maîtresses, qui, pour conserver des élèves et ne pas déplaire aux parents, n'osent pas, selon le conseil du médecin inspecteur, renvoyer les enfants, et au mauvais vouloir des pères et mères, qui aiment assez à se débarrasser de leurs enfants, au préjudice des asiles. Je me permets d'appeler sur ce point l'attention de l'Administration, en la priant de donner, outre son appui moral, plus d'autorité aux médecins qui s'occupent généralement fort gracieusement de la santé dans les écoles (1).

*
* *

Pour ce qui regarde la *fièvre scarlatine*, je ne relève rien de particulier, mais ce que je constate avec plaisir, c'est une diminution fort notable des victimes du *croup*. En 1888, je relevais 55 décès ; en 1889, 19 seulement, et notons que cette diminution de 36 ne porte presque que sur Creil et Montataire, foyers d'infection depuis de longues années. La tenue des maisons n'a pas changé, peut-être le nombre des habitants en a-t-il diminué ; aussi, je pense que ce dernier succès est plutôt dû aux méthodes de traitements antiseptiques de plus en plus vulgarisées, et aussi au dévouement des praticiens de jour en jour plus expérimentés de cette région.

*
* *

Je passe rapidement sur les autres affections qui figurent au tableau, m'arrêtant toutefois à la colonne *pneumonie*, vulgairement *fluxion de poitrine*. Ici, 3 morts de plus, et c'est la faute à l'*influenza*. Cette singulière épidémie, qui, dans le mois de janvier 1890, a fait des ravages dont je donnerai le bilan l'année prochaine, débute vers le 15 décembre et marque son passage dans notre arrondissement par 2 décès dans le canton de Neuilly-en-Thelle (Chambly et Neuilly), et 2 dans celui de Creil (Creil et Gouvieux) ; c'est, du moins, ce que m'a révélé le dépouillement des certificats de décès.

---

(1) Depuis deux mois une épidémie de coqueluche sévit à Senlis, et a malheureusement déjà fait quelques victimes.

*
* *

Parler des fièvres éruptives comme je le faisais plus haut, c'est parler des enfants, je ne quitte donc pas ce côté intéressant de la question en disant quelques mots des nourrissons. A leur propos, nous avons encore un demi-succès sur 1888; il se chiffre par le nombre 34. Tout le monde sait que la plus grande cause de mortalité chez les enfants du premier âge est l'*athrepsie*, la *diarrhée*, le *choléra blanc*, comme disent les vieilles nounous de la campagne; cette année on peut être presque content. Cette diminution est certainement due à l'application plus rigoureuse de la loi du 23 décembre 1874 et aux instructions, sans cesse répétées et affichées, concernant l'hygiène de la première enfance. Espérons que ce mieux continuera et que d'année en année, pour la prospérité du pays, un plus grand nombre d'enfants atteindront l'âge d'homme.

*
* *

Constatons aussi avec plaisir, je dirai presque avec un véritable orgueil patriotique, que depuis deux ans, dans notre arrondissement, il n'est mort personne de la *rage* ou du *charbon*; c'est la meilleure réfutation à fournir aux détracteurs de la méthode des inoculations préventives si savamment pratiquées par l'illustre Pasteur.

*
* *

En 1889, comme dans l'année précédente, je relève encore beaucoup trop de *suicides* (54). C'est toujours la corde qui est le moyen le plus usité, surtout dans les environs de Senlis; le réchaud est démodé; l'eau n'est mise à profit pour ce funèbre usage que sur les bords de l'Oise ; on ne parle plus du poison ; quant au revolver, c'est un objet de luxe que ne s'offrent guère pour mourir que les amoureux. Mais ne rions pas, plaignons surtout ces désespérés de la vie qui eussent mieux fait de venir de suite remplir notre dernière colonne, celle des *morts-nés*.

J'en ai fini avec ce rapport malheureusement trop incomplet ; l'an prochain, je tâcherai de faire mieux et d'apporter une plus grande part au perfectionnement d'une science encore bien neuve, celle de l'hygiène publique.

Senlis, Mai 1890.

Dʳ H. PAUTHIER.

<hr>

Senlis. — Imprimerie ERNEST PAYEN

CONSEIL D'HYGIÈNE

ARRONDISSEMENT DE SENLIS : 7 CANTONS — 133 COMMUNES — 97,820 HABITANTS

Statistique des Décès par Canton et par Trimestre pendant l'Année 1889.

NATURE DES MALADIES	CANTON DE Betz. — 25 com., 8,374 hab.					CANTON DE Creil. — 19 com., 31,410 hab.					CANTON DE Crépy-en-Valois. — 25 com., 15,075 hab.					CANTON DE Nanteuil-le-Haud. — 19 com., 8,510 hab.					CANTON DE Neuilly-en-Thelle. — 15 com., 10,944 hab.					CANTON DE Pont-Ste-Maxence. — 13 com., 8,813 hab.					CANTON DE Senlis. — 17 com., 14,694 hab.					TOTAUX DES ANNÉES	
	1er	2e	3e	4e	Total	1er	2e	3e	4e	Total	1er	2e	3e	4e	Total	1er	2e	3e	4e	Total	1er	2e	3e	4e	Total	1er	2e	3e	4e	Total	1er	2e	3e	4e	Total	1889	1888
Fièvre typhoïde	»	1	1	1	3	2	2	1	1	6	»	»	3	1	4	1	»	1	»	2	1	1	»	»	2	»	»	»	»	»	»	»	3	4	7	24	26
Variole	»	»	»	»	»	20	7	3	»	30	1	»	»	»	1	»	»	»	»	»	»	»	»	»	»	»	»	»	»	»	»	»	»	»	»	31	35
Rougeole	»	»	»	»	»	22	18	1	1	42	»	»	»	»	»	»	»	»	»	»	»	1	»	»	1	1	»	»	2	3	1	1	3	2	7	53	12
Scarlatine	»	»	»	»	»	1	1	1	1	4	1	»	»	»	1	»	»	»	1	1	»	»	»	»	»	»	»	»	»	»	»	1	1	»	2	8	8
Coqueluche	»	»	»	»	»	4	»	1	3	8	»	»	3	»	3	»	»	»	»	»	»	»	»	»	»	»	»	»	»	»	»	»	»	»	»	11	10
Angine diphthéritique, Croup	»	»	»	»	»	4	2	2	1	9	2	»	»	»	2	»	»	1	1	2	»	»	»	1	1	»	1	1	1	3	»	»	»	2	2	19	55
Méningite et Eclampsie infantiles (Convuls.)	1	»	3	1	5	14	24	22	19	79	7	3	7	3	20	5	5	6	2	18	1	2	4	1	8	1	1	2	4	8	1	5	5	3	14	152	130
Bronchite aiguë	2	1	»	2	5	11	9	3	4	27	3	3	»	3	9	1	2	3	1	7	»	»	»	1	1	1	2	1	3	7	1	»	1	2	4	60	79
Bronchite chronique, Catarrhe pulmonaire	3	1	»	»	4	7	6	7	7	27	4	4	»	5	13	1	»	»	»	1	2	1	»	»	3	2	»	1	2	5	2	2	»	2	6	59	45
Bronchopneumonie	2	»	3	»	5	5	5	»	1	11	3	3	»	3	9	»	4	»	2	6	2	1	2	2	7	2	»	»	2	4	2	1	4	»	7	49	46
Pneumonie	5	1	1	1	8	10	6	3	12	31	6	5	»	4	15	3	5	3	1	12	6	»	2	5	13	6	»	1	3	10	6	6	1	8	21	110	107
Pleurésie	»	»	»	»	»	»	»	1	1	2	1	»	»	»	1	1	»	»	»	1	»	»	»	»	»	»	1	»	1	2	»	»	»	»	»	6	6
Phthisie et autres tuberculoses	3	4	6	3	14	20	13	18	20	71	10	16	10	17	53	4	5	9	6	24	10	15	8	3	36	7	4	9	2	22	7	10	8	10	35	255	230
Affections cardiaques	»	4	3	3	10	15	15	8	15	53	8	5	2	11	26	3	6	2	1	12	9	4	10	9	32	3	8	3	2	16	3	7	5	6	21	170	169
Affections cancéreuses	3	3	3	2	11	11	11	16	10	48	6	6	8	4	24	2	2	1	2	7	5	6	3	8	22	5	3	5	4	17	5	8	6	6	25	154	171
Gastro-entérite (Athrepsie), Choléra infantile	1	1	5	1	8	16	10	51	12	89	6	8	20	3	37	3	1	15	3	22	6	3	16	8	33	3	3	8	2	16	3	2	23	1	29	234	268
Choléra	»	»	»	»	»	»	»	»	»	»	»	»	»	»	»	»	»	»	»	»	»	»	»	»	»	»	»	»	»	»	»	»	»	»	»	»	1
Affections médicales diverses, Foie, Intestins, Péritonite	5	7	7	9	28	26	6	11	13	56	11	8	10	6	35	6	1	2	4	13	12	7	4	2	25	6	10	5	6	27	6	4	1	8	19	203	228
Affections cérébrales, Apoplexie, Paralysie, Ramollissement, Sénilité	9	4	3	11	27	43	30	28	38	142	21	18	10	15	64	11	6	9	4	30	15	10	6	15	46	8	5	8	16	37	8	7	14	14	43	389	427
Maladies des femmes en couches	»	»	»	»	»	1	1	1	»	3	2	»	»	»	2	1	»	»	»	1	»	»	»	»	»	»	»	»	»	»	»	»	»	»	»	6	6
Rage	»	»	»	»	»	»	»	»	»	»	»	»	»	»	»	»	»	»	»	»	»	»	»	»	»	»	»	»	»	»	»	»	»	»	»	»	»
Affections charbonneuses, Pustule maligne	»	»	»	»	»	»	»	»	»	»	»	»	»	»	»	»	»	»	»	»	»	»	»	»	»	»	»	»	»	»	»	»	»	»	»	»	»
Erysipèle	»	»	»	»	»	»	1	1	1	3	2	»	1	1	4	1	»	»	»	1	»	»	»	»	»	»	»	1	1	2	»	»	»	»	»	10	6
Affections chirurgicales	»	»	1	1	2	1	»	3	2	6	1	1	1	»	3	2	»	»	»	2	1	»	4	3	8	2	2	»	»	4	2	»	3	»	5	28	34
Causes accidentelles	»	»	»	1	1	4	10	3	2	19	1	1	1	2	5	2	»	»	»	2	2	»	»	1	3	»	4	»	»	4	»	1	1	»	2	36	76
Suicides	»	1	2	1	4	4	3	11	2	20	1	»	4	2	7	»	»	»	»	»	3	1	1	1	6	4	»	2	1	7	4	2	3	1	10	54	53
Morts-Nés	1	5	»	1	7	2	4	1	5	12	6	3	4	5	18	2	3	2	3	10	3	3	6	1	13	»	»	1	1	2	3	»	1	1	5	65	59
TOTAUX	35	33	28	38	144	245	184	197	171	797	101	85	82	88	356	47	40	55	30	172	77	57	66	60	260	51	45	47	53	196	51	58	83	70	262		

Senlis, Avril 1890.

Dr Henri PAUTHIER.

TOTAUX GÉNÉRAUX.................. 2.187 | 2.294

Senlis. — Imp. E. Payen.

280